LA TUBERCULOSE

ET LES

SOCIÉTÉS DE SECOURS MUTUELS

PAR

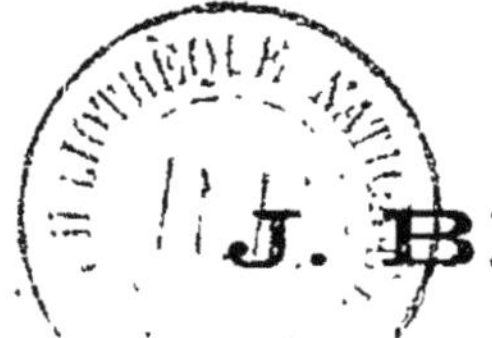

J. BRUNOT (O. ✿)

Président de la Société

Secours Mutuels des Peintres sur Porcelaine de Limoges

Travail honoré en 1904

d'une Médaille de Vermeil par la Société d'Encouragement à la Mutualité

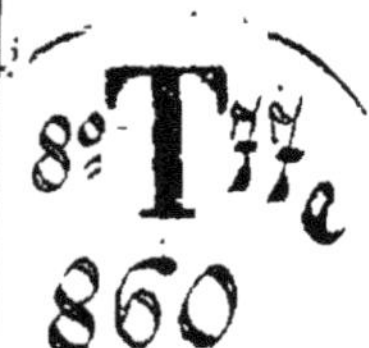

LIMOGES

Imprimerie F. DEPERT, 30, Rue Delescluze

—

1905

LA TUBERCULOSE

ET LES

SOCIÉTÉS DE SECOURS MUTUELS

On peut affirmer qu'aujourd'hui la France entière a pris conscience du péril qui la menace dans l'extension rapide de la tuberculose.

Pour n'être pas aussi tangibles, aussi saisissants que les ravages des autres grands fléaux de l'humanité, tels que la peste, le choléra, ses coups n'en sont pas moins terribles; c'est deux ou trois cent mille des nôtres qui sont frappés chaque année par le terrible mal; c'est la mort de 100 à 150.000 Français qu'il faut déplorer annuellement.

Que de pertes pour un pays dont la natalité va sans cesse en s'abaissant! Que de dépenses en forces vives, en énergie!

Nous avons été longs à nous émouvoir du danger et ce n'est que grâce aux efforts persévérants de nos hygiénistes, de nos savants, que la France s'est enfin décidée à la lutte à outrance contre la tuberculose.

Des initiatives isolées ont commencé, puis les efforts se sont groupés; enfin, aujourd'hui, les pouvoirs publics ont pris la direction morale et effective de la lutte.

C'est l'honneur du corps médical français de s'être mis à la tête de ce mouvement avec tout le dévouement, tout le désintéressement, toute la science dont il a donné tant de preuves. Nous sommes heureux de rendre ici un profond hommage aux docteurs Grancher, Brouardel, Robin, Letulle, Roinme, Landouzy, Mosny, Calmette, Bonnet, Fuster, Guillemot, Villars, Verhaeghe, etc., qui se multiplient dans des conférences, des réunions de sociétés, des articles de presse, des livres, etc., pour organiser la résistance et chercher à vaincre le terrible fléau.

Non satisfaits de découvrir les origines du mal, ils cherchent à le guérir; ils y emploient généreusement leur propre fortune. Quels services, en particulier, n'ont pas rendus en cet ordre d'idées les instituts Pasteur de Paris et de Lille?

La mutualité ne pouvait rester indifférente à ce grand mouvement, et cela pour deux raisons :

La première, c'est qu'elle se doit à sa haute mission de soutien et de solidarité sociale.

La seconde, c'est qu'il faut se défendre contre un mal qui menace les petites collectivités comme les grandes. Il lui faut donc envisager le problème de la tuberculose maladie sociale, et c'est dans ce but que la question de la participation de la mutualité à la lutte contre la tuberculose, est l'objet des légitimes préoccupations de tous les participants mutualistes.

Le Congrès de Nantes avait mis cette question à son ordre du jour; les mutualistes attendaient avec anxiété la formule idéale qui leur eût permis de participer au bon combat. Mais le Congrès ne peut qu'émettre des vœux; il a recommandé le traitement à domicile, sans hélas apporter la solution pratique du problème.

L'attente est donc vaine, la formule vraie n'existe pas. Nous ne devons pas, cependant, nous laisser arrêter par des contradictions plus apparentes que réelles, se produisant pour savoir quel est le meilleur mode de traitement, quelles sont les mesures prophylactiques les plus nécessaires.

L'essentiel est de chercher à faire quelque chose en présence de cette certitude que la tuberculose est sinon curable, au moins très améliorable, et surtout très évitable. Nous devons donc aviser pour empêcher l'épuisement de nos finances absorbées dans la proportion *d'un cinquième* par les secours donnés aux tuberculeux.

Demandons-nous comment les sociétés doivent s'organiser :

1° Pour préserver de la tuberculose nos membres participants;

2° Pour rendre, dans le plus bref délai, et dans les meilleures conditions possibles, leur capacité de travail aux sociétaires atteints, et disons-nous que sur cent ouvriers qui meurent, cinquante sont tuberculeux; ils sont frappés entre 18 et 50 ans, à l'âge où ils sont le plus utiles à la société et à leurs familles, au moment où ils se trouvent dans le meilleur rendement social.

Nous aurons donc à examiner ce qui a été fait jusqu'ici, puis à chercher quelles sont les meilleures parmi les armes proposées; et à essayer de les utiliser ensuite pour notre propre défense.

La lutte contre la tuberculose, dans notre pays, traverse en ce moment une phase critique. Il semble que le génie de notre race, pourtant tout de logique et de raison, hésite devant la diversité des solutions proposées.

Cependant, à l'ancienne opinion de l'impossibilité de guérir la tuberculose, ont succédé trois notions plus rassurantes et que nous devons chercher à développer près des mutualistes, le plus petit résultat ne devant pas être négligé.

Les uns disent que la tuberculose est inguérissable; d'autres qu'elle est guérissable; que de toutes les maladies chroniques c'est la seule curable; d'autres soutiennent avec raison qu'elle est améliorable, que l'on peut même la juguler, ou arriver, par des soins, à en retarder la marche fatale, à empêcher son évolution; et à obtenir ainsi une survie souvent assez longue, qui permet à l'homme de reprendre ses occupations et sa part d'activité dans la vie sociale.

Elle est en tout cas la plus facilement évitable, puisqu'on peut poser en principe que la destruction des logements insalubres et la suppression des crachats amèneraient la décroissance du mal dans des proportions de 75 %.

De même que le médecin au chevet du moribond s'évertue par tous les moyens à prolonger la vie qui s'échappe, de même les mutualités ont le devoir de prendre part à toutes les tentatives, à toutes les œuvres ayant pour but d'entraver la marche de la tuberculose.

Améliorer, c'est souvent guérir; lutter c'est la vie; le mutualiste a conscience de cette mission sociale et humanitaire.

Il ne faillira pas à sa tâche en participant à la lutte dans toute la mesure de ses forces et de ses moyens.

Deux grands courants d'opinion divisent actuellement les esprits. Les uns, séduits par l'effort considérable, grandiose d'une nation formidablement disciplinée, l'Allemagne, cherchent à pousser les pouvoirs publics, comme les initiatives privées, dans la voie du sanatorium. Les autres, attirés par les résultats sans cesse améliorés d'une nation pratique et éclairée, l'Angleterre, préconisent l'application de mesures prophylactiques destinées à prévenir le mal plutôt qu'à le guérir.

Traiterons-nous tous nos tuberculeux dans des sanatoriums, comme les Allemands; essayerons-nous, au contraire, d'empêcher les nôtres de devenir tuberculeux, comme les Anglais?

Des esprits éclairés, comme M. Brouardel, préconisent le premier moyen; des esprits non moins éminents, comme MM. Grancher et Robin penchent pour le second.

Sans doute, ni les uns ni les autres ne sont exclusifs; et M. Brouardel, tout le premier, se défend bien de préconiser une opinion absolue; mais nous avons le droit de faire remarquer, nous autres simples citoyens et simples contribuables, qu'on ne peut engager avec fruit la lutte sur les deux terrains à la fois; et que, pour ne pas disséminer nos efforts en pure perte, il nous faut bien essayer de choisir. Or, est-il possible à l'heure actuelle de le faire? Avons-nous des éléments pour juger les résultats obtenus?

Nous croyons que cela est possible et, en nous appuyant sur l'avis autorisé de savants, d'hygiénistes, nous espérons montrer dans quel sens la lutte française contre la tuberculose doit tendre de plus en plus à s'orienter.

Lorsque les résultats de l'effort allemand furent connus par le Congrès de Berlin en 1899 et la Conférence de 1900, ce fut, suivant l'expression des savants français qui nous représentèrent, « une véritable révélation ». Comme l'a dit M. Brouardel, « on eut la sensation que l'on découvrait un problème social inconnu ».

Voyons donc en quoi consiste la méthode dont les résultats impressionnaient à ce point nos représentants officiels qui, rentrés en France, cherchèrent à créer un grand mouvement en sa faveur.

Les Allemands ont dirigé l'effort de leur méthode et de leur discipline sur le traitement même de la tuberculose. C'est en Allemagne qu'est né le sanatorium pour tuberculeux : fondés d'abord par des médecins et des philanthropes, les premiers sanatoriums parurent donner de bons résultats par l'application de cette hygiène de repos, d'alimentation et d'aération qui est actuellement notre meilleure arme contre le redoutable fléau. On chercha donc à faire bénéficier de ce traitement le plus de tuberculeux possible, mais la question ne prit son ampleur que lorsque furent créées et étendues les lois d'assurance obligatoire contre l'invalidité et la vieillesse.

La première de ces lois fut rendue pratique par la création des caisses de maladies alimentées par les cotisations des ouvriers, cotisations obligatoires pour tous ceux qui gagnent moins de 2.500 francs par an et par les versements patronaux.

La seconde est basée sur le fonctionnement d'établissements placés sous le contrôle de l'Etat ; les cotisations sont payées moitié par l'ouvrier, moitié par le patron.

Ces organisations prirent un développement de plus en plus grand ; de 1885 à 1887, les caisses allemandes d'assurance contre la maladie ont encaissé 1 millard 253 millions de marcks et dépensé 1 milliard 208 millions. En 1898, le capital de réserve avait atteint 163.928.980 marcks. Même gradation pour les établissements d'assurance contre l'invalidité et la vieillesse, au 31 décembre

1898 ils possédaient 672 millions de marcks. Ainsi furent créées de formidables organisations mutuelles fonctionnant *avec le concours de l'Etat* et paraissant appelées à donner les meilleurs résultats.

Or, on s'aperçut bientôt qu'un mal rongeait le système ainsi échafaudé. Ce mal, c'était la *tuberculose*. Vers 1895, il fut, en effet, démontré que 25 % des rentes d'invalidité étaient servies à des tuberculeux; mais, chose plus grave encore, le nombre des rentes pour tuberculose augmentait d'une façon régulière et dans des proportions inquiétantes, et ces rentes pour invalidité par tuberculose étaient servies pendant une durée de plusieurs années! Si donc le mal augmentait le nombre des victimes, c'était un accroissement graduel de charges aboutissant en fin de compte aux déficits, à la faillite. C'est en somme, en grand, ce que nous constatons en plus petit dans nos sociétés mutuelles dont certaines voient leurs ressources épuisées par l'accroissement des secours attribués aux participants tuberculeux.

Que firent alors les établissements allemands d'assurance? Ils se dirent qu'il était peut-être plus économique de diminuer le nombre des invalides que de continuer à leur servir des rentes et que pour diminuer ces invalides, le plus simple était de les soigner avant que le mal fût incurable. De là, l'autorisation donnée par l'Etat aux établissements d'assurances de construire des sanatoriums, autorisation accordée également aux caisses contre la maladie. Les statistiques ne montrèrent-elles pas que plus de la moitié des recettes s'en allait aux ouvriers frappés de tuberculose?

C'est donc grâce à l'intervention des puissantes caisses d'assurance, *c'est-à-dire de l'Etat*, que furent créés ces nombreux sanatoriums populaires qui soignent de 20 à 25.000 tuberculeux. C'est grâce aux ressources financières de cette colossale mutualité, que l'Allemagne pourra un jour trouver les 50 millions annuels nécessaires à l'entretien des 25.000 tuberculeux qui restent encore à assister.

Eh bien, quel est le résultat de cet effort, qu'on

peut appeler légitimement grandiose, de tout un peuple? Nous avons aujourd'hui les documents nécessaires pour apprécier les bénéfices réalisés, et nous pouvons juger avec le recul nécessaire que nous donne le temps écoulé.

Les premiers résultats parurent splendides ; M. Brouardel a dit qu'ils étaient « merveilleux ». « Sur cent malades soignés au sanatorium et l'ayant quitté (depuis au moins trois ans), les deux tiers 67 % n'ont pas eu un seul jour de chômage et peuvent être considérés comme radicalement guéris ».

Voilà une assertion bien faite pour étonner ceux qui savent combien la tuberculose, tout en étant curable, l'est dans des conditions limitées, et avec quelle lenteur ! Mais on était alors sous l'impression du Congrès de Berlin 1899, qui marquait l'apogée de la cure du sanatorium présenté comme la méthode par excellence destinée à venir à bout du fléau. Depuis, l'enthousiasme s'est calmé : les statistiques ultérieures ont montré que le pourcentage de 70 % (cette proportion de 70 %, était due au triage des malades tuberculeux avant leur rentrée dans les sanatoriums ; on prenait les malades au début ; quant aux tuberculeux trop atteints, la porte leur était fermée impitoyablement) de guérisons s'abaisse progressivement d'année en année à 50, 40, 30 et 15 pour cent. Et comment en pourrait-il être autrement, quand les chiffres donnés par Dettmeiller pour un sanatorium de gens riches, après un délai de 3 à 9 ans, n'est que de 10 % ! Même ce qu'on a appelé les guérisons « économiques », c'est-à-dire l'amélioration qui permet à un ouvrier de reprendre son travail, son rôle dans la société, combien faut-il rabattre dans l'appréciation qu'on en a donné ?

Après 4 ans, dit M. Künzer (de Posen), les 6/10 des améliorés sont de nouveau terrassés par la terrible maladie.

Il faut avouer que les résultats éloignés sont peu encourageants et que la réalité est bien décevante après l'enthousiasme du début. C'est que, ainsi que l'a dit M. Grancher (*Tuberculose et Sanatoriums*) : « la conception allemande du sanatorium pour ouvriers et de son rôle primordial dans la phtisiothérapie sociale est fondée sur une erreur médicale. On ne guérit pas la tuberculose pulmonaire en trois mois ; voilà le fait qui domine tout ».

Aussi une réaction de plus en plus nette s'est dessinée contre la théorie allemande, et cela même en Allemagne. Le sanatorium n'est plus considéré que comme un anneau de la chaîne à forger contre la tuberculose (prof. Wernicke).

Tout récemment, le professeur Gaffky (*Presse Médicale* 1904) au congrès de Dresde, parlait surtout de la valeur éducative du sanatorium sans s'étendre sur sa vertu curative, contestée d'ailleurs par plusieurs membres du congrès ! En France, le professeur Grancher, si hautement compétent en matière de tuberculose, se déclarait nettement contre le sanatorium allemand et le docteur Albert Robin, dans un article dans la *Revue de Paris*, venait apporter à l'opposition contre la nouvelle méthode l'ardeur de sa parole autorisée, de sorte qu'au point de vue médical, la question paraît jugée : le sanatorium n'est plus la panacée contre la tuberculose, c'est un moyen d'assistance et c'est une école de discipline, et l'effort de tout un peuple ne doit pas s'immobiliser dans la réalisation d'un moyen qui n'est plus que secondaire et à côté duquel d'autres existent, plus efficaces peut-être, et moins coûteux certainement ; car jusqu'ici nous n'avons pas envisagé la question chiffres mais vue sous cet angle pratique elle prend une ampleur nouvelle : M. Albert Robin n'a-t-il pas montré que pour traiter les 250.000 tuberculeux de France, il faudrait dépenser en constructions plus d'un milliard et donner par an 800 millions pour faire vivre les sanatoriums qui les soigneraient ! Et nous n'avons ni les caisses contre la maladie, ni les établissements d'assurances allemands.

Donc, de quelque côté qu'on examine la solution allemande, nous ne trouvons qu'impossibilités à en faire la solution universelle, celle que nous autres, Français, nous devons adopter.

Cherchons donc d'un autre côté : si le remède direct

contre le mal, celui qui prétend guérir le tuberculeux, n'a pas donné ce qu'on avait espéré, qu'a donc produit la méthode basée sur les moyens qui préviennent? En un mot, la prophylaxie peut-elle nous donner la solution que nous demandions en vain à la thérapeutique? Il nous faut pour cela examiner l'action de l'Angleterre contre la tuberculose à l'aide d'une série de lois d'hygiène toujours bien construites et non moins bien appliquées surtout.

Messieurs les Anglais ont attaqué la question par son côté social ; ils ont senti qu'on aurait une action plus efficace contre un mal qui atteint surtout les faibles en les plaçant dans les meilleures conditions possibles. Et, pour cela, ils ont commencé par s'en prendre au foyer même de l'ouvrier, au logement trop souvent insalubre et surpeuplé. Une série de lois, d'actes se sont succédé pour remédier aux vices fondamentaux de l'existence sociale faite à l'ouvrier anglais. On a favorisé le développement de caisses d'épargne, de building-societies qui procurent des maisons à leurs membres ; on a encouragé les municipalités à construire des maisons salubres ; les autorités municipales se sont trouvées armées pour la surveillance des maisons ouvrières, pour exiger la réparation et la démolition des maisons insalubres, voire même des bâtiments simplement « obstructeurs » qui enlèvent l'air et la lumière aux maisons voisines ; on a même été jusqu'à permettre aux autorités supérieures de forcer les municipalités à démolir les logements insalubres tout en assurant le couvert aux expropriés.

Une telle action sociale n'est possible qu'en un pays vraiment habitué à la liberté ; chez nous, on n'eût pas manqué de crier à la tyrannie ! et cependant le résultat est saisissant. En cinquante ans, l'Angleterre a vu son chiffre de mortalité par tuberculose baisser de 14 pour 10.000 et, dans les vingt dernières années, de 4,40 pour 10.000.

Pendant ce temps, la mortalité par tuberculose augmentait en France et en Italie !

En Amérique, les mesures les plus rigoureuses sont prises pour la pratique de la désinfection des logements insalubres, des objets de literie, etc. ; et pour l'interdiction absolue de cracher par terre sous peine d'amende très forte et même d'emprisonnement.

Nous croyons que dans l'exposé que nous venons de faire, un enseignement se dégage pour nous, c'est que le système anglais a donné de meilleurs résultats que la méthode allemande; que ce système envisagé au point de vue économique est plus accessible à nos finances ; qu'enfin, il cadre mieux avec nos mœurs, nos caractères plus voisins de l'individualisme anglais que de l'esprit de discipline allemand. En faveur de la prophylaxie contre la tuberculose, ainsi que l'a compris l'Angleterre, parlent des voix autorisées, celles de M. Grancher, de M. Robin. La question doit être envisagée sous son jour le plus large et c'est une prophylaxie étendue à toutes les mauvaises conditions sociales où se trouve actuellement le travailleur français, que l'on doit chercher à appliquer. Le sens de la lutte contre la tuberculose s'éclaire maintenant plus nettement pour notre pays et c'est dans ce sens d'ailleurs que le gouvernement de la République a institué une commission qui s'intitule commission permanente de préservation contre la tuberculose.

En cherchant les moyens de développer les notions d'hygiène générale et de défendre notre race contre l'alcoolisme, de protéger l'enfance, d'améliorer les salaires et l'alimentation du travailleur, de lui donner des logements salubres, de réglementer les heures de travail, on agira mieux et d'une façon moins coûteuse qu'en obligeant le travailleur déjà atteint à un séjour forcément limité dans un sanatorium, sorte de léproserie nationale !

A cette diffusion des notions d'hygiène et de préservation, une action de cette commission près des pouvoirs publics nous paraît indispensable. Conseiller, recommander, prescrire est bien, mais édicter des mesures répressives pour éviter la contagion, est combien préférable. C'est à l'Etat qu'incombe cette tâche ; que la commission demande d'une façon pressante l'établissement des règlements et lois nécessaires, et la sanction sera bientôt suivie de résultats probants, merveilleux pouvons-nous dire. Ne crachez pas, dites-vous ! — Je vous entends, mais je n'écoute pas. — Si vous crachez par terre vous serez frappé d'une amende ; cette fois je vous obéis, non par crainte, mais pour la préservation de mon portemonnaie. Voilà le nœud gordien. Si vous voulez trancher la question et aboutir, ordonnez, ne conseillez pas.

Nous pouvons donc conclure en faveur de la prophylaxie et aborder maintenant la seconde question de notre programme : les mutualités peuvent-elles entrer dans la lutte contre la tuberculose et comment ? S'il n'y avait pas contre le seul sanatorium un argument d'ordre médical, on pourrait invoquer sur ce point un argument d'ordre économique. La mutualité n'est pas assez riche pour intervenir par la lutte par le sanatorium.

Malgré en effet ses quatre millions d'adhérents, la mutualité française, pour employer une expression populaire, joint tout juste les deux bouts ; dans certaines villes, grâce aux subventions des municipalités et aux dons de généreux philanthropes, les sociétés de secours mutuels ont une situation assez prospère, mais dans les villes moyennes, leurs finances sont obérées ; beaucoup vivent péniblement. Comment, dans ces conditions, leur demander de participer effectivement à la construction ou à l'entretien des sanatoriums. Notre organisation n'est pas du tout comparable à l'organisation allemande qui comporte à sa base *l'obligation* de l'assurance, ce qui a permis aux Allemands d'affecter des sommes énormes à leurs sanatoriums. Et rappelez-vous l'éloquence des chiffres donnés par le docteur Robin pour comprendre l'immensité des besoins et conclure avec nous qu'il y a là une impossibilité absolue.

Mais ce que la mutualité ne peut faire effectivement, elle peut le faire indirectement par l'action morale qu'elle exercer sur l'individu et sur les pouvoirs publics.

Les sociétés de secours mutuels constituent des petites collectivités au milieu de la grande ; elles défendent leurs adhérents par une application du principe moderne de la solidarité contre ces maux qui s'appellent la misère, la maladie. Elles peuvent faire plus à notre sens : elles peuvent être un foyer d'hygiène sociale, puisque l'hygiène est aujourd'hui toute puissante. Elles peuvent exercer une action sur les pouvoirs publics, sur les municipalités pour obtenir l'application rigoureuse et l'extension des lois sur les heures de travail, de manière à défendre leurs participants contre le surmenage ; pour obtenir aussi l'application stricte des mesures d'hygiène dans les ateliers et les bureaux, mesures qui sont sans cesse violées, comme vous le savez, pour poursuivre la réalisation des lois sur les logements insalubres, une des bases de la lutte contre la tuberculose ; et cette action, elle peut l'exercer par l'intermédiaire de ceux de ses membres qui, patrons ou ouvriers, ont une fonction municipale ou législative qui les met à même d'intervenir.

Les sociétés de secours mutuels peuvent aussi être un foyer d'hygiène sociale en favorisant la connaissance de l'hygiène générale et spéciale parmi leurs membres au moyen de conférences et en appliquant certaines mesures qui intéressent plus particulièrement leur propre défense contre la tuberculose, car, au point de vue purement économique, la tuberculose est un danger croissant pour nos sociétés.

Il y a là une question de la plus haute importance : l'existence des sociétés mutuelles est menacée par la diffusion de la tuberculose ; il se passe pour elles ce qui s'est passé pour les caisses d'assurances allemandes : une part de plus en plus grande des indemnités journalières et des retraites vont à des tuberculeux et la tuberculose étant une maladie chronique d'évolution fort lente, les sommes ainsi affectées sont immobilisées pour longtemps. D'où, des charges croissantes qui affectent la prospérité de beaucoup de nos sociétés.

Certaines sont vraiment décimées par la tuberculose. Si nous prenons, par exemple, la société de secours mutuels des porcelainiers de Limoges, nous voyons qu'en 1901, pour un chiffre de 967 participants, il y a eu 28 décès dont 13 sont dus à la tuberculose ; en 1902, 936 participants, 28 décès dont 12 par tuberculose ; en 1903, 890 participants, 20 décès dont 9 par tuberculose. Ainsi, en trois ans, 45 % des décès ont été causés par le terrible fléau ! Et remarquez qu'il s'agit là de la tuberculose pulmonaire avérée, dont le diagnostic s'impose, mais il est très problable que d'autres tuberculoses n'ont pas été portées parce que leur diagnostic exact est difficile, quelquefois presque impossible autrement que par l'autopsie, par exemple les tuberculoses aigues des méningées. Si l'on admet cette correction qui est basée sur ce que donne l'observation des malades d'hôpital dans les grandes villes, c'est 50 %, la moitié des décès, qu'il faut attribuer à la tuberculose.

Ce chiffre est vraiment excessif et, tout en faisant la part du danger inhérent à la profession de porcelainier, c'est à se demander si les mesures d'hygiène générale et de salubrité sont effectivement appliquées dans les manufactures de Limoges et s'il n'y a pas là quelque fissure, quelque faute expliquant un pourcentage aussi alarmant. Ce point intéresse tout particulièrement la société mutuelle des porcelainiers limousins et nous rentrons à ce sujet dans cette question de prophylaxie dont nous avons déjà parlé.

Comment, en effet, les sociétés de secours mutuels

peuvent-elles se défendre contre la tuberculose qui absorbe le plus clair de leurs ressources ?

En étudiant le problème général de la lutte mondiale contre la tuberculose, nous avions conclu à la supériorité de la prophylaxie sur la thérapeutique : prévenir plutôt que guérir.

Appliquons donc ce principe aux sociétés mutualistes et cherchons-en l'application pratique.

Pour exposer plus clairement la question, prenons le mutualiste depuis son entrée dans la société et suivons-le jusqu'au moment où il aura recours aux bienfaits de ia solidarité mutuelle.

Un jeune ouvrier se présente et demande à faire partie d'une société de secours mutuels. Il subit à ce moment un examen médical pour chercher s'il ne présente pas telle ou telle grosse tare destinée à faire de lui un invalide dans un délai plus ou moins rapproché. La société mutuelle n'est pas en effet une société uniquement d'assistance aux malades ; son but n'est pas de prendre charge des invalides de telle ou telle profession, ses ressources seraient vite épuisées par une telle conception et il lui est imposé par la force des choses de se limiter aux individus normaux d'une profession qu'elle groupe et à l'aide desquels elle vient lorsqu'ils tombent accidentellement malades.

Elle a donc le droit de choisir pour ne pas s'encombrer d'éléments qui seront une cause de dépenses immédiates. D'où la nécessité d'un examen médical complet que les médecins affiliés aux sociétés savent pratiquer avec dévouement. Et cependant ne voyons-nous pas trop souvent des participants tomber malades et succomber dès la première année de leur admission, par suite de tuberculoses insidieusement développées ? Il se passe ici quelque chose d'analogue à ce qui a été relevé pour les recrues reconnues aptes au service militaire, trop d'entre elles payent un tribut rapide à la tuberculose dès la première année de leur incorporation, pour qu'on ne soit pas en droit de se demander s'il n'y a pas une amélioration à apporter dans leur sélection.

Cette amélioration nous paraît réalisable si on se base sur certaines des acquisitions récentes de la science médicale. On sait combien la question du diagnostic précoce de la tuberculose a été agitée dans ces dernières années et quelle importance on lui attache pour un mal où prévenir c'est tout. Sans entrer dans une discussion d'ordre médical quelque peu déplacée ici, l'application des méthodes de diagnostic précoce de la tuberculose à la sélection des participants futurs d'une société mutuelle me semble légitime et appelée sans doute à de très bons résultats. Reste à déterminer quel serait le moyen à employer ; bien entendu le plus simple serait le meilleur et la méthode recommandée par M. Grancher par exemple pourrait être appliquée assez facilement. C'est une question à réserver et à étudier de plus près.

Le mutualiste une fois admis devrait être suivi et examiné à des intervalles fixés. Voici une seconde proposition qui découle du principe de la prophylaxie et qui ne paraît pas *a priori* inapplicable Elle permettrait de découvrir à temps les participants dont la santé fléchit ; elle permettrait de venir à leur aide avant que le terrible fléau n'ait fait son œuvre et n'ait fait passer le tuberculisable dans la catégorie des tuberculeux difficilement et chèrement curables. Double bénéfice et pour la santé du participant et pour les finances de la société. Et, somme toute, la réalisation de ce principe ne paraît pas entourée de trop de difficultés ; il suffirait de demander à nos membres de se soumettre à une visite médicale à des époques à déterminer qui varieraient suivant la profession, puisque la tuberculose a une prédilection pour tel ou tel métier.

Ce principe de prophylaxie pourrait trouver une aide puissante dans son application si on adoptait la conception exposée par M. Calmette à propos de ses dispensaires antituberculeux, c'est-à-dire intéresser les membres eux-mêmes de la société à une prévention réciproque en chargeant les chefs d'atelier, les contremaîtres, les premiers ouvriers, ceux à qui leur situation donne une certaine autorité, tout en les mettant en contact avec les malades avec qui ils peuvent entrer en relations d'une façon simple, familière, plus facilement qu'un médecin qu'on ne consulte trop souvent que quand le mal est fait! Ceux d'entre nous qui se chargeraient de cette haute mission de protection mutuelle n'auraient qu'à suivre les avis d'un médecin de la société; ils seraient bien vite mis au courant des gros symptômes à dépister et leur éducation ne demanderait pas longtemps à se faire.

Supposons maintenant que notre système de défense ait amené la découverte d'un cas de tuberculose tout à fait au début ou plus simplement d'un état de santé pouvant donner des inquiétudes. Que devra faire la société?

S'inspirant des résultats acquis par la science au sujet du traitement de la tuberculose, les sociétés devront s'efforcer de réaliser la thérapeutique idéale : repos, aération, alimentation, demi-ration de travail, double ration d'aliments, a dit M. Grancher.

Elles favoriseront le repos du malade en lui donnant pendant un certain temps une indemnité qui lui permettra de ne travailler qu'à demi ou à arrêter toute occupation.

Elles réaliseront la cure d'air non dans des sanatoriums coûteux, mais dans des sanatoriums de fortune, suivant l'expression du docteur Brunon, c'est-à-dire dans des maisons de campagne simplement, mais hygiéniquement installées.

Elles réaliseront enfin la suralimentation en distribuant, soit un secours spécial, soit des bons destinés à se transformer en poudres de viandes, viandes crues, œufs, lait, etc.

Dans tout cela, il n'est pas question de médicaments, car le médicament ne joue qu'un rôle secondaire dans le traitement préventif de la tuberculose et même dans celui de la tuberculose confirmée. Et n'est-ce point ici le moment de faire remarquer que les frais pharmaceutiques et médicaux qu'entraîne le traitement de la tuberculose entrent pour une grosse part dans les dépenses de nos sociétés ?

M. Calmette admet que la tuberculose coûte par an 4 millions à la mutualité tant en médicaments qu'en visites et en indemnités. Il serait peut-être utile d'essayer de diminuer le chapitre médicaments et visites, n'en déplaise à nos dévoués collaborateurs pharmaciens, en instituant la médication par l'hygiène : le bifteck n'est-il pas supérieur à la créosote ? Donnons à nos participants le moyen de se procurer une alimentation riche, permettons-leur de se reposer autant que possible en bon air, et nous diminuerons, croyons-nous, le nombre de ceux qui traînent une existence précaire à la remorque de la médecine impuissante.

*
* *

Nous venons de parler peut-être un peu irrévérencieusement de la médecine; et cependant, nous autres mutualistes, nous ne pouvons pas nous passer de médecins, nous devons même de plus en plus faire des médecins, des hygiénistes, nos collaborateurs, nos associés.

Ceci est un vœu déjà émis par des savants tels que MM. Brouardel, Calmette. La réalisation de ce vœu est nécessaire si l'on veut appliquer les solutions que nous avons indiquées. Il faut donc examiner cette question qui doit être résolue la première.

A tous les points de vue, les rapports des mutualités avec le corps médical gagneraient à devenir plus intimes et plus cordiaux, a dit M. Brouardel en 1903. « Jusqu'à ce jour, ils (les mutualistes) ne semblaient avoir vu dans l'intervention du médecin que son rôle curatif; ils feraient mieux encore en lui demandant des conseils préservatifs. »

Voilà bien l'idée de prophylaxie que nous avons développée et cette fois sous une plume autorisée. Que peuvent faire les médecins actuellement pour les mutualistes? Sorte de fonctionnaires salariés, ils sont, dit M. Calmette, préposés exclusivement aux soins que ré-

clament les mutualistes malades, et souvent, ajoute-t-il, leur dévouement professionnel est mis à une rude épreuve, tandis que de leur côté les sociétés mutuelles se plaignent des dépenses occasionnées par les soins médicaux. Et, comme remède, M. Calmette propose que les médecins fassent partie à l'avenir des conseils d'administration, qu'ils ne soient plus payés à la visite ou à l'abonnement et reçoivent comme honoraires 20 à 25 %, par exemple, de toutes les recettes de la société. Un tel système, ajoute M. Calmette, présenterait du moins cet avantage que les médecins auraient intérêt désormais à se préoccuper d'empêcher les mutualistes d'être malades : ils veilleraient à la salubrité de leurs logements et de leurs ateliers, éviteraient les prescriptions de médicaments inutiles ; ils feraient de l'hygiène, de la médecine préventive et collaboreraient ainsi, de la manière la plus efficace, à la fois à la lutte sociale contre la tuberculose et à l'œuvre de la mutualité.

Le congrès mutualiste de Nantes, sur la proposition de M. le docteur Coquet, a préconisé, surtout pour la mutualité, le traitement à domicile.

Afin de réaliser ce desideratum qui nous semble mieux répondre que toutes les solutions proposées à nos organisations mutualistes, *il est indispensable de réunir tous les moyens de prophylaxie, le succès de la lutte est à ce prix.* (Robin.)

Le traitement à domicile du tuberculeux comporte :

1º La lutte contre le microbe par la désinfection, l'interdiction des crachats, l'application de la loi de 1902 ;

2º La préservation par la destruction des logements insalubres, la reconstruction de logements ouvriers ;

3º La création des caisses spéciales d'assurances.

1º Chaque fois que le tuberculeux crache sur le sol, il commet une action répréhensible ; le microbe existe dans la salive du tuberculeux, il foisonne souvent dans les crachats que le malade émet par *paquets* partout où il se trouve ; le *microbe est presque partout* (Mosny) il se développe, il évolue d'une façon rapide, souvent fatale, s'il rencontre ce qu'on appelle « un terrain favorable ». S'il est possible d'obtenir par la persuasion du malade qu'il ne crache pas sur le sol, en lui démontrant qu'il s'expose ainsi à se réinfecter, le plus souvent ces recommandations ne sont pas observées, le cracheur étant presque incorrigible.

Est-il cependant admissible de supporter qu'un seul individu malade contamine un millier d'individus sains ? On prend des mesures coercitives énergiques et, hâtons-nous de dire, efficaces, contre des maladies telles que la fièvre typhoïde ou le choléra dont le nombre des victimes est presque négligeable en comparaison de l'hécatombe des centaines de milliers de malades produite par la hideuse tuberculose. On conseille, on recommande, on édicte même ; tout cela est vain, les cracheurs continuent d'empoisonner leurs semblables sans contrainte et sans crainte. Certes, on crache un peu moins, car le public commence à se détourner avec dégoût de tout individu qui se laisse aller à cette habitude déplorable. Mais les résultats sont bien minimes et ne peuvent enrayer la marche ascendante du terrible fléau. Que des mesures radicales, énergiques, répressives soient prises contre le cracheur, car en France toute mesure non suivie de sanction n'est pas appliquée.

Nous disons sanction et nous pouvons citer le bureau de bienfaisance de Limoges où la simple recommandation suivante appliquée sur les murs a produit un effet immédiat : « *Tout malade crachant sur le sol pourra être privé de secours.* » Depuis cette époque, les crachoirs apposés en même temps sont restés inutiles. Personne ne crache plus.

Mais, dans le public, il faut agir encore plus vivement ; adoptons donc franchement les moyens anglais ou américains, faisons de la prohibition légale, et si tout individu qui va cracher sait qu'il s'expose à une amende, même à de la prison, il s'empressera de cracher dans son mouchoir. L'amende sera certainement rarement appliquée, la prudence étant ici surtout mère de la sûreté.

La *désinfection* fait partie de la guerre au microbe. En attendant que la tuberculose soit comprise dans les maladies à déclaration obligatoire (la désinfection le deviendrait aussi), il est urgent de procéder à la désinfection dans tous les locaux contaminés par les crachats du tuberculeux, sans parler de ses urines, selles, linges, tous milieux pullulant de bacilles. Le service de la désinfection devrait être centralisé entre les mains des municipalités dans les villes et entre celles d'une organisation cantonale pour les campagnes.

En Allemagne, par suite de l'éducation systématique du peuple, la désinfection entre de plus en plus dans les usages courants (Fuster); elle est même réclamée par les particuliers. En France, nous laissons faire ; un tuberculeux meurt, la plupart des membres de sa famille sont contaminés et portent en eux, par contagion, le germe de la maladie. La famille change de logement, une autre famille lui succède dans le même habitat ; on ne désinfecte pas, le bacille est le maître ; il se développe et continue son œuvre de destruction.

La désinfection est peu pratiquée en raison de la variation des moyens recommandés pour l'obtenir. Les auteurs disent que la désinfection peut se faire d'une façon très simple, mais qu'il faut employer des désinfectants éprouvés. Termes vagues, imprécis ; rien de bien défini. Aussi est-il temps de se préoccuper de ce côté de la question si l'on veut aboutir. Demandez aux médecins quel est le meilleur désinfectant, ils vous recommandent l'eau de chaux, le formol, le sublimé, l'eau oxygénée, le soufre, l'ammoniaque, le crésyl, etc., et toute une série interminable renfermant des agents inefficaces et par cela même dangereux, dont quelques-uns seulement, et un bien petit nombre, possèdent une action microbicide réelle.

Désinfectez, désinfectez, telle est la prescription générale ; avec quoi, demandez-vous ? Là commence la confusion, nous pourrions dire le chaos ; d'où hésitations ou plutôt, la plupart du temps, l'inaction complète.

Encore ici nous nous retournons vers l'Académie de médecine et les pouvoirs publics pour demander aux médecins de déterminer l'agent antiseptique efficace, pratique, simple et *unique* à employer ; aux pouvoirs publics de prescrire par une loi *la désinfection, sous peine d'amende, au moyen du désinfectant légal et obligatoire*.

Le jour où la désinfection et la guerre aux crachats seront décrétées et appliquées sous peine d'amende, ce jour-là, la tuberculose diminuera des 2/3, car, comme l'a bien dit M. Moncel, la désinfection est la meilleure des garanties, et une garantie complète.

Logements salubres. — Un des bons systèmes de défense contre la tuberculose est le logement salubre.

Tous les hygiénistes, les médecins, les savants sont d'accord pour favoriser la création de logements salubres destinés à recevoir des malheureux atteints de la tuberculose, leur donnant un abri, si modeste soit-il, où l'air pur, où la lumière entre à pleines ouvertures. « La tuberculose est une maladie des logements fermés » (Pannwitz).

Nous n'avons pas à faire ici le procès des logements insalubres, leur disparition est subordonnée au vote d'une loi en ordonnant la destruction, comme en Angleterre, ou leur amélioration, comme en Allemagne. Mais, pour cette réalisation si désirable, le concours de l'Etat est indispensable. C'est encore à lui que la mutualité doit demander l'application des lois existantes 1850-54-1902, qui seraient suffisantes et qui dorment dans les cartons les mieux fermés.

En attendant, les municipalités pourraient créer des inspecteurs des logements chargés :

1° De provoquer la fermeture par mesure de police des habitations contaminées (loi de 1902) ;

2° De signaler aux fins de primes ou récompenses les logements les mieux tenus.

***

Les municipalités pourraient favoriser l'organisation de comités chargés d'édifier de nombreux logements salubres à bon marché.

Certes, en France, les sociétés d'habitations ouvrières existant ont donné quelques bons résultats, mais il nous semble qu'au point de vue général, ces sociétés n'atteignent pas entièrement le but désiré. Presque toutes prévoient comme fin la certitude pour l'occupant de devenir propriétaire après une période de 10, 20 ou 25 années, pendant lesquelles le contractant verse une somme comme location et une somme en amortissement de sa dette.

Ce système présente des avantages mais il peut être une lourde charge pour l'ouvrier. D'autres sociétés font construire une maison dont l'ouvrier est propriétaire dès le premier jour à condition de présenter une garantie ou de verser une somme déterminée à l'avance.

Le développement de ces sociétés se fait d'une façon très lente, car leur effort est restreint et ne s'adresse qu'à une catégorie d'ouvriers aisés ou possédant un petit avoir.

De généreux philanthropes ont également construit à leurs frais des maisons où ils recueillent et abritent des familles nombreuses, mais là encore les résultats sont minimes, parce que le nombre des philanthropes est hélas trop restreint.

Une conception beaucoup plus large a été émise par M. le docteur Calmette et son dévoué secrétaire M. Verhaeghe, du dispensaire de Lille, aidés dans leur tâche par leur architecte.

Ces éminents et dévoués bienfaiteurs de l'humanité proposent la création de groupes d'habitations comprenant chacun 12 maisons indépendantes les unes des autres. Chaque maison renferme un rez-de-chaussée, une pièce de

4m50 sur 3, au premier, une pièce d'égale grandeur, au deuxième, la même pièce divisée en deux et, par-dessus le tout, une terrasse.

Voilà le home réalisé, sain, tranquille, tel que le plus difficile des hygiénistes peut le demander. En conclusion, chaque maison est louée à raison de 180 à 210 francs par an, c'est-à-dire un loyer à la portée des plus petites bourses. La mutualité suit avec intérêt cette tentative des hommes de bien qui connaissent ses besoins et ses justes exigences. Elle applaudit à ces efforts vraiment généreux, elle leur donnera son concours moral le plus absolu. M. Calmette et M. Verhaeghe sont dans la vraie voie, qu'ils ne se laissent pas distraire, leurs habitations seront imitées par beaucoup et jalousées par quelques-uns. L'établissement de ces maisons étant peu dispendieux (un groupe revient à Lille à 52.000 francs). Les municipalités, les caisses d'épargne, les bureaux de bienfaisance, sans compter les rentiers, apporteraient à ces créations l'aide de leurs capitaux dont le placement sera de tout repos et avantageux.

Nous voyons, dans la multiplication de ces logements ouvriers, la suppression facile, presque totale des logements insalubres. Avec les dispensaires et les logements salubres, M. Calmette aura créé deux des meilleurs outils de la lutte contre la tuberculose.

Déclaration obligatoire. — En France, la tuberculose est rangée parmi les maladies de déclaration *facultative*. Ce compromis imaginé par l'Académie de médecine en 1902 n'a produit aucun résultat ; nous sommes retenus par un sentiment exagéré de liberté qui nous empêche de signaler les cas de maladie que nous connaissons ; et cependant la cause principale de l'extension de la tuberculose est la vie en commun des malades qui crachent des bacilles et des personnes bien portantes. C'est que l'évolution de cette maladie est lente, insidieuse, non apparente souvent ; les autorités veulent ignorer que la tuberculose est infectueuse puisqu'elles n'agissent pas : le public ne saurait aller de l'avant de son propre mouvement.

Contre les typhoïdes, le choléra, la variole dont l'acuité effraie le public, des mesures de préservation et de désinfection sont prises et exécutées ; contre la tuberculose, fléau terrible décimant les populations mais sournoisement, très lentement, les pouvoirs restent inactifs ou à peu près. Depuis 1890, 30 millions ont été dépensés sans résultats sérieux.

Mais si la déclaration obligatoire de la tuberculose ouverte est subordonnée à une sanction possible de cette formalité, si nous devons encore procéder par étape et attendre que les populations soient mieux instruites sur les moyens de prophylaxie à employer, nous pouvons au moins demander la *déclaration obligatoire des décès* dus à la tuberculose.

La ressource sérieuse dont les pouvoirs publics peuvent armer les hygiénistes consiste dans la déclaration obligatoire de tous les cas de mort par tuberculose comme pour toutes les autres maladies infectueuses (Fuster). Nous devons nous efforcer d'arriver à la déclaration obligatoire en général, car, ne l'oublions pas, la déclaration a une extrême importance, c'est le point de départ de toutes les mesures prises pour empêcher la diffusion de la graine empoisonnée. (Moncel.)

Dans les villes, les médecins sont tout indiqués pour signaler les décès par tuberculose. Dans les campagnes, un médecin habitant le chef-lieu de canton pourrait remplir le même office. La déclaration étant faite, il serait facile de faire procéder *obligatoirement* à toutes les mesures de désinfection et de préservation indispensables. Toutes ces dispositions entraîneraient des dépenses, mais les bienfaits réalisés compenseraient et au-delà de tous les sacrifices, si sacrifice il y a.

Il y a lieu de s'adresser aux pouvoirs publics pour cette organisation nouvelle, car seuls ils peuvent faire œuvre durable, les meilleures volontés finissant par se lasser devant les appels réitérés qu'on leur adresse. Nous résumons ce chapitre en demandant *l'introduction légale de la déclaration obligatoire et simultanément l'organisation des institutions nécessaires à son exécution.* (Application de la loi de 1902.)

Conclusions

1. — Les sociétés de secours mutuels doivent prendre part à la lutte contre la tuberculose ; elles resteront ainsi fidèles à leur programme de solidarité et de prévoyance sociales.

2. — Le problème de défense contre la tuberculose a été envisagé par deux des peuples qui ont le plus activement combattu le fléau. Les Allemands ont surtout préconisé la *cure de la tuberculose* et cela par le sanatorium populaire. Les Anglais se sont surtout attaqués au côté social de la tuberculose et en ont réalisé la prophylaxie en améliorant les conditions des travailleurs et en particulier de leur habitation.

3. — Les résultats donnés par les sanatoriums allemands ne peuvent être réalisés qu'au moyen d'un triage fait entre les malades, avant leur entrée en traitement, car on ne prend dans les sanatoriums que des malades pouvant profiter de la cure : voilà l'explication du succès fantastique de certains établissements allemands.

Les résultats de plusieurs années d'expériences ne parlent pas en faveur des sanatoriums allemands, en tant, du moins, que solution universelle du problème.

Considéré comme instrument d'assistance ; le sanatorium paraît donner d'assez bons résultats ; c'est aussi une très bonne école de discipline.

La solution anglaise a produit de très bons effets et cela sans obérer les finances publiques.

La mortalité par la tuberculose a baissé de 40 %.

La méthode anglaise consiste dans l'application rigoureuse de mesures publiques exigeant la suppression radicale de tous les logements insalubres et la création d'un grand nombre de logements ouvriers à bas prix.

La méthode anglaise répond tout à fait aux graves préoccupations de notre époque en s'attaquant au côté social de la tuberculose. C'est donc dans le sens d'une prophylaxie sociale, c'est-à-dire de préservation ou de traitement à domicile, que la lutte nous paraît devoir s'engager le plus utilement pour notre pays.

En tant que prophylaxie nous entendons les mesures ayant pour but d'arrêter la propagation du germe et, en même temps, de prolonger, sans danger social, la vie des individus atteints.

4. — Au point de vue des sociétés mutuelles, on peut affirmer que la question du sanatorium populaire est jugée pour elles dans le sens de la négative. Les ressources des mutualistes sont, en effet, impuissantes à coopérer à la construction et à l'entretien des nombreux sanatoriums nécessaires pour traiter les 300.000 tuberculeux français.

Au congrès de Nantes, M. le docteur Villard a communiqué un rapport remarquable sur la question tuberculose et mutualité.

Il conclut à la contribution de la mutualité aux œuvres antituberculeuses au moyen de secours pécuniaires donnés aux malades, ou au moyen de versement d'une somme aux dispensaires ou aux sanatoriums. Il reconnaît que les sociétés mutualistes ayant peu de ressources ne peuvent donner qu'une contribution très minime.

Si quelques sociétés se sont prononcées pour l'appoint pécuniaire, la grande majorité des sociétés réunies à Nantes a pensé que les ressources de la mutualité ne sont pas suffisantes pour leur permettre de contribuer efficacement à la lutte préventive.

5. — Si le sanatorium non seulement est inefficace, mais est encore trop cher pour nous, il n'en résulte point que nous devions rester les bras croisés. Il est de notre devoir, au contraire, de nous inspirer de la supériorité des moyens de préservation et de chercher à les appliquer dans nos sociétés.

6. — Les sociétés peuvent et doivent être des centres d'hygiène sociale antituberculeux, en instruisant leurs membres sur les dangers de l'alcoolisme, sur les nécessités d'une hygiène individuelle, et sur les moyens à prendre pour diminuer la contagion de la tuberculose.

Elles peuvent et doivent agir auprès des autorités patronales, municipales et gouvernementales pour demander toutes les mesures qui amélioreront les conditions sociales du travailleur et lui assureront en particulier la lumière et l'espace nécessaires.

Dans ce but, elles peuvent agir sur les pouvoirs publics pour obtenir l'application rigoureuse et l'extension des lois sur les heures de travail, de manière à défendre leurs participants contre le surmenage.

Pour réaliser aussi l'observance stricte des mesures d'hygiène et de désinfection dans les bureaux, les ateliers, les tramways, les chemins de fer, etc..., cette action de la mutualité peut s'exercer par l'intermédiaire de ceux de ses membres qui, patrons ou ouvriers ont une fonction municipale ou législative qui les met en posture d'intervenir énergiquement.

7. — La mutualité estime que l'on ne peut plus considérer la tuberculose comme une maladie dont la déclaration est facultative, mais qu'elle est en droit de demander au Parlement que la tuberculose soit au contraire classée parmi les maladies dont la déclaration est obligatoire.

En attendant le vote de cette loi dont la nécessité est urgente, il est facile de prescrire, d'ores et déjà, aux médecins de l'état civil de signaler au moins les morts par tuberculose, afin de faire procéder par les municipalités à la désinfection gratuite des lieux contaminés.

8. — La mutualité estime qu'il faut rompre avec nos habitudes de demi-mesures, et adopter le système américain pour l'interdiction de cracher par terre. Un arrêté ainsi conçu est appliqué, en Amérique, dans tous les lieux publics, sur les parois des tramways, etc : « Il est défendu de cracher sur le plancher des cars, sous peine de 500 dollars d'amende ou d'un emprisonnement d'un an et même de tous deux à la fois. — Par ordre du conseil de salubrité. » C'est bref et efficace.

La réalisation rigoureuse de cette mesure accélérerait puissamment la diminution de la tuberculose.

9. — Le logement salubre étant la base de tout le

système de défense antituberculeux, la mutualité, comme toutes les associations ouvrières, est en mesure de contrôler l'état du logement de ses membres, de les conseiller, de les aider même dans leurs revendications près des municipalités ou des conseils d'hygiène, et si on ne peut rien tenter contre les encombrements, ni rien prescrire de coûteux contre les logements existants, on peut imiter les villes anglaises qui ont prouvé, par leur action, qu'on pouvait utilement combiner l'assainissement sévère, voire même l'évacuation des taudis existant, avec l'encouragement à la construction des logements ouvriers salubres, soit par le cautionnement des sociétés ouvrières (en France nous avons le concours des caisses d'épargne) soit plus généralement par des cessions de terrain, travaux de voirie, adduction d'eau et de gaz, etc., etc.

10. — Rendre obligatoire et gratuit pour les municipalités la désinfection des logements occupés par les tuberculeux confirmés et reconnus tels après leur mort, prescrire pour l'assainissement des logements habités par des tuberculeux un procédé de désinfection pratique, facile, peu coûteux et officiel. Tous les auteurs recommandent la désinfection, mais chacun d'eux a son agent favori.

Cette hésitation empêche l'application des mesures de préservation. Il est donc nécessaire que l'Académie de médecine se prononce, choisisse un procédé de désinfection, et que l'Etat fasse appliquer les décisions prises.

11. — Les mutualités pourront organiser un service de visites médicales pour assurer le dépistage des tuberculeux légers qui s'ignorent peut-être et dont l'état serait longuement amélioré par un demi-repos ou des soins appropriés.

12. — Porter l'effort capital, moral ou financier, sur la création de nombreux dispensaires où les malades et les familles seront instruits sur l'évolution de la maladie, sur la direction à observer dans leur régime, sur la nécessité de veiller à l'alimentation saine et appropriée,

enfin sur les mesures à prendre pour se préserver soi-même d'une aggravation de la maladie en observant rigoureusement toutes les mesures de préservation et d'antiseptie indispensables.

Caisse de réassurance

La mutualité ne peut prendre la responsabilité de préconiser un système exclusif de lutte contre la tuberculose au moment où la science médicale s'efforce de trouver un traitement efficace; aussi, au congrès de Nantes, a-t-elle été obligée de recommander le traitement à domicile lorsqu'il peut être suivi.

Or le traitement à domicile ne peut être assuré par les sociétés de secours mutuels que pour une période plus ou moins longue, le traitement étant subordonné aux divers modes de paiement permis par les statuts. En général, ces périodes, divisées par intervalle de 3 ou 4 mois, subissent une forme décroissante. Le malade touche 2 fr., 1 fr. 50, 1 fr. 25, 0 fr. 75. puis il est abandonné par la société. Dans quelques villes, à Limoges particulièrement, le malade touche 0 fr. 75 jusqu'à la guérison ou jusqu'au décès. Mais cette somme de 0 fr. 75 n'est-elle pas dérisoire pour subvenir aux besoins du malade et à ceux de sa famille. C'est donc au moment de la détresse absolue, lorsque toutes les ressources ont disparu, alors que le mal acquiert son maximum d'intensité, que les sociétés de secours mutuels sont dans l'inextricable nécessité d'abandonner ou à peu près, leur malheureux sociétaire. N'est-ce pas atrocement lamentable?

Certes, les caisses spéciales de réassurance, en permettant de continuer l'indemnité journalière pendant une période généralement double de celle accordée par la société primitive, ont rendu de signalés services. A Rennes, Annonay, Nantes, Angers, Toulon, Saint-Etienne, Tours, etc., ont été fondées des caisses de réassurance permettant de reculer l'échéance de la gêne et de la misère causées par la maladie; mais l'effet de ces caisses, si justement apprécié pour les maladies longues, à évolutions plus ou moins déterminées, ne se montre pas suffisamment efficace quand il s'agit de secourir les sociétaires atteints de maladie chronique et surtout de tuberculose. Après le versement des allocations journalières (hélas trop minimes) effectuées pendant 1, 2 ou 3 ans, et quelquefois le paiement d'une indemnité finale ; les subsisdes disparaissent, les caisses de réassurance étant au bout de leur effort, et le malade est abandonné à son inévitable dénument.

MM. Letulle et Calmette ont préconisé la création de caisses mutualistes spéciales contre la tuberculose, l'Alliance de l'hygiène sociale a même promis une somme de 1.000 francs à la première caisse de réassurance contre la tuberculose. A Anvers, **M.** Pinkoff, un éminent mutualiste, a créé une caisse spéciale avec beaucoup de difficultés et, en attendant mieux, dit-il, car il espère créer une caisse générale. Mais à Anvers, comme en France, le secours est limité.

L'objection la plus sérieuse à élever contre ces caisses spéciales est qu'elles créeraient des catégories dans nos sociétés françaises. Notre devise est : « Droits et devoirs égaux » ; nous ne saurions admettre d'allocations différentielles dont l'importance et la durée varieraient suivant telle ou telle maladie.

La mutualité française ne peut donc pas adopter cette création de caisses syndicales, mais elle donnerait son adhésion à une *caisse de réassurance générale* qui, se substituant aux sociétés, à un moment déterminé, permettrait le paiement d'une indemnité journalière suffisante jusqu'à la guérison ou au décès de tout mutualiste atteint de maladie chronique.

On réunirait toutes les caisses de réassurance régionales en une seule grande caisse générale ou nationale qui, rayonnant dans toute la France, engloberait dans une seule administration financière toutes les caisses existantes, mais en respectant l'autonomie de chacune d'elles dans leur région propre.

Le Congrès de Reims de 1898 a émis le vœu suivant :

« Les secours et les indemnités journalières doivent avoir une durée illimitée ; le contraire serait la négation de la mutualité ». C'est à ce but que doivent tendre tous les efforts des mutualistes ; une caisse de réassurance générale en rend la réalisation possible. Que nos grands mutualistes s'unissent et créent cette caisse de réassurance générale, l'assurance est fondée sur la loi du plus grand nombre ; si donc les ressources minimes de chaque société sont centralisées par nos dévoués dirigeants, elles contribueront à une force d'organisation formidable dont les bienfaits se répandront sur toute la mutualité française.

Il est inutile de discuter les détails de cette création ; les mutualistes remettent leur cause aux hommes qui leur donnent chaque jour l'exemple de tous les dévouements, de toutes les abnégations.

M. Raison a fondé avec un succès considérable l'assurance au décès ; cette caisse générale de réassurance est aussi indispensable que la première ; ce sera le deuxième échelon de l'unification dans les efforts des mutualistes ; c'est la marche vers cet idéal réalisable qui éclaire les sommets du monde mutualiste.

« Un pour tous, tous pour un ».

Une phalange d'hommes remarquables prêtera son concours : MM. Mabilleau, Hébrard, Siegfried, Lacroix, Hérente, Triquier, Schnetzler, Geneste, Borde, Fuster, Olivier, etc., sont acquis à cette idée généreuse de concentration mutualiste.

Cette caisse générale serait placée sous l'égide de la loi de 1898, elle serait approuvée, elle recevrait les subventions, donations, allocations comme celles de l'Alliance d'hygiène sociale, dont nous parlons plus haut, elle réaliserait de la sorte cette fameuse participation de l'Etat aux secours de maladie, participation dont la nécessité est toujours reconnue, mais sans cesse éludée.

La République, en cela, imiterait l'Etat de Genève qui vient, par une loi, d'assurer, pendant une période de

10 années, le versement d'une somme annuelle de 2 fr. 50 par membre participant, aux sociétés de secours mutuels, à la *condition expresse que cette somme soit réservée au service de maladie.*

C'est ainsi que la mutualité désertant le champ des discussions stériles, entre de plus en plus dans la voie d'une action effective et profitable.

La caisse de réassurance générale sera fondée le jour où tous les organisateurs des caisses existantes feront application du véritable sentiment d'union mutualiste en concentreront le urs efforts généreux pour la fondation d'une œuvre commune empreinte du plus haut et du plus pur esprit de solidarité mutualiste.

Pratique de la désinfection :

Mettre dans un vase pouvant aller au feu 750 grammes de formol (chez tous les pharmaciens) avec 10 litres d'eau; placer ce vase au milieu de la pièce à désinfecter sur un réchaud de charbon; faire évaporer le liquide par l'ébullition; laisser la pièce fermée pendant quelques heures (fermer auparavant toutes les ouvertures, les cheminées, etc.). Cette quantité suffit pour une pièce de 100 mètres cubes; ce procédé est absolument inoffensif; il est très efficace, il est recommandé par le Val-de-Grâce (le formol).

On peut faire suivre cette désinfection d'un lavage énergique du parquet avec de la lessive ou un mélange de *potassium des peintres* ou de *potasse d'Amérique* dans la quantité d'eau convenable.

Nous recommandons ce procédé des plus simples et qui nous a rendu de grands services. Il est très peu coûteux et à la portée de tous.

Le formol vaut au maximum 3 francs le litre.

J. BRUNOT.
Pharmacien.